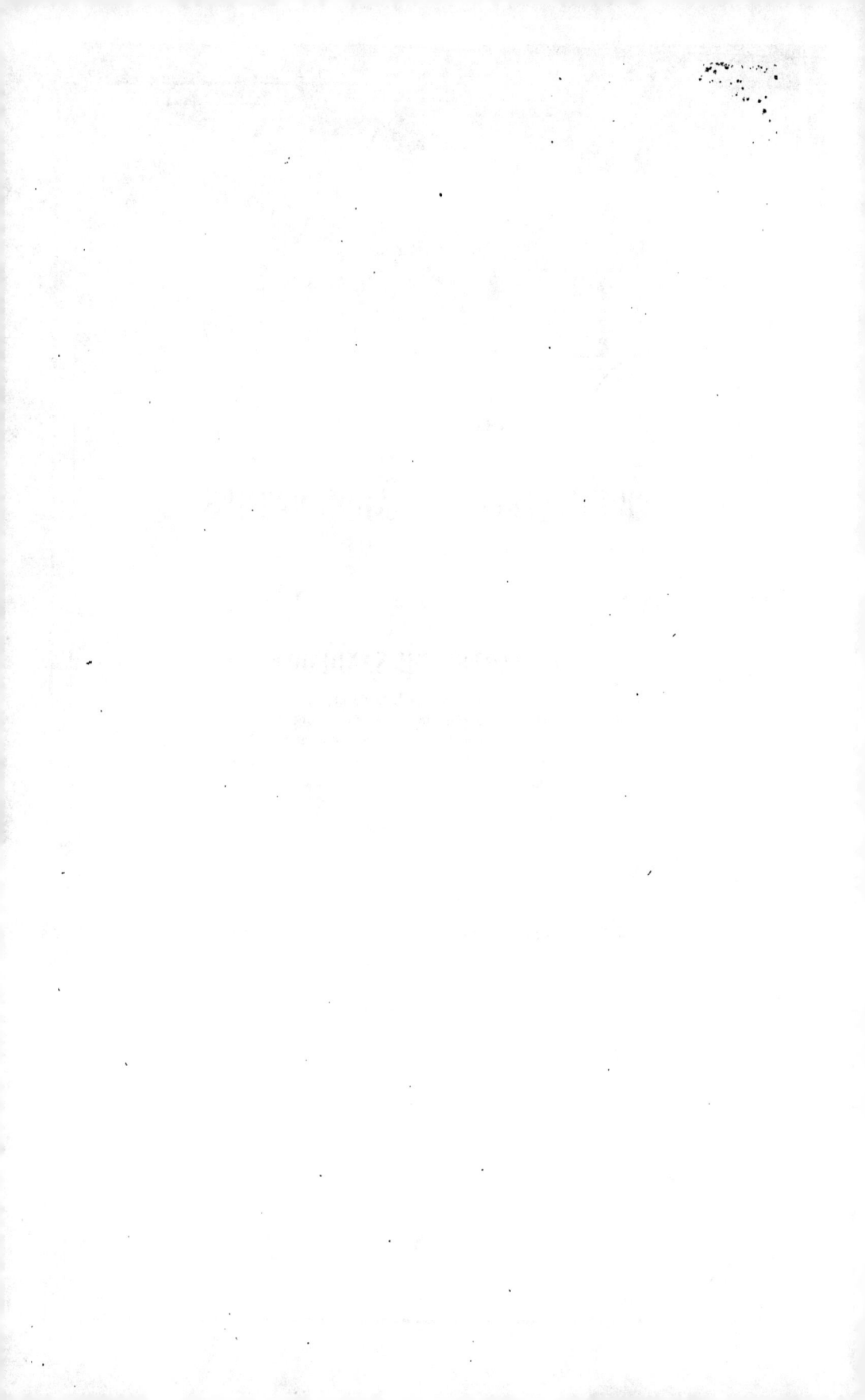

DU

BAIN DE BOUES

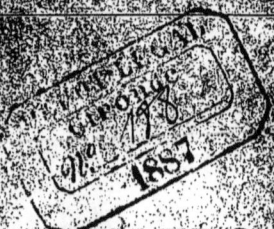

CHEZ CERTAINS

RHUMATISANTS CARDIOPATHES

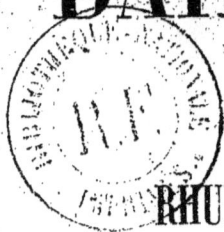

PAR LE

Dr BARTHE DE SANDFORT

Ancien Médecin de la Marine,
Membre correspondant de la Société de Médecine et de Chirurgie de Bordeaux,
Membre de la Société d'Hygiène de Paris,
Membre correspondant de la Société d'Hydrologie de Madrid,
Médecin consultant aux Thermes de Dax.

(Extrait du *Journal de Médecine de Bordeaux*, 1887, nos 49, 50, 51.)

BORDEAUX

IMPRIMERIE G. GOUNOUILHOU

11 — RUE GUIRAUDE — 11

1887

PRINCIPAUX TRAVAUX DU MÊME AUTEUR

De la Désinfection du navire. (Le marais nautique.) Thèse in-8°. Montpellier, 1881.

Les Thermes de Dax devant le Corps médical. Étude d'orographie hydrologique, 1883.

Quelques Considérations sur les phénomènes électriques constatés dans les boues minérales des Thermes de Dax. (Congrès de Rouen), 1883.

De l'Illutation partielle. Applications locales de boues aux Thermes de Dax, 1884.

Dax pittoresque et thermal. Guide du médecin et du malade. Paris, 1885, un vol. in-12. E. Dentu, éditeur.

Climatologie de la station thermale et hivernale de Dax, 1885.

Dax thermal. Guide du touriste et du malade, un vol. petit in-12, 1886.

Clinique générale des Thermes de Dax. Ressources hydrologiques et analyses comparatives avec les eaux similaires : Néris, Plombières, Luxeuil, Capvern, Bagnères-de-Bigorre, Gastein, Tœplitz, Pfeffer, (Ragatz), Wildbad, etc., au Congrès international d'Hydrologie de Biarritz, 1886.

Climatologie de Dax, au Congrès de Biarritz, 1886.

Exposé général de la Thérapeutique de Dax. Conférence faite à Dax devant le Congrès d'Hydrologie, 1886.

DU

BAIN DE BOUES

CHEZ CERTAINS

RHUMATISANTS CARDIOPATHES

PAR LE

Dr BARTHE DE SANDFORT

Ancien Médecin de la Marine,
Membre correspondant de la Société de Médecine et de Chirurgie de Bordeaux,
Membre de la Société d'Hygiène de Paris,
Membre correspondant de la Société d'Hydrologie de Madrid,
Médecin consultant aux Thermes de Dax.

(Extrait du *Journal de Médecine de Bordeaux*, 1887, nᵒˢ 49, 50, 51.)

BORDEAUX

IMPRIMERIE G. GOUNOUILHOU

II — RUE GUIRAUDE — II

1887

DU

BAIN DE BOUES

CHEZ CERTAINS

RHUMATISANTS CARDIOPATHES

I

Généralités sur la physiologie du bain de boues.

Des opinions très divergentes ont été émises par nos maîtres les plus autorisés sur l'action des hautes et des basses températures chez les cardiopathes.

Par quelques-uns, toutes sont proscrites sans plus ample examen. D'autres préconisent l'eau froide, mais bannissent les hautes températures de la thérapeutique des maladies du cœur (Peter). Si parfois l'épreuve empirique suivie de catastrophes inopinées semble donner raison à ce dernier précepte, on doit aussi reconnaître que dans maintes circonstances l'immunité des cardiaques aux températures élevées est tout aussi bien démontrée.

Et à cet égard, sans rechercher ici dans les traités spéciaux de la médication hydrothérapique des preuves convaincantes à l'appui, peut-on affirmer *a priori* que les accidents observés sont dus surtout à des imprudences et à des exagérations thérapeutiques inconscientes du danger.

Mais, sans plus nous attarder dans le domaine de la théorie pure et du fait brutal, trop facile à invoquer en faveur de toutes les opinions, nous avons eu recours à la méthode expérimentale.

La station de Dax, avec ses ressources abondantes en boues et en eaux minérales hyperthermales, si spéciales aux rhumatisants de toute nature, nous en a fourni les éléments indispensables et les piscines à boues des Thermes principaux de la station, *à température décroissante de bas en haut*, ont servi pour ces expériences.

Afin de bien connaître les zones thermiques des diverses couches de boues de ces piscines, nous avons fait construire un thermomètre spécial. Il se compose de :

1° Un tube thermométrique très fort, ayant une longueur de 1ᵐ60 ;

2° Une enveloppe métallique dans laquelle celui-ci est suspendu de façon à être complètement isolé par une couche d'air ;

3° Un manchon plein d'eau froide enveloppant les deux tiers inférieurs du précédent, destiné à augmenter encore l'isolement. La cuvette à mercure échappe seule à cette protection.

Le tiers supérieur de l'instrument qui se trouve hors de l'eau porte la graduation de 30° à 55°.

Vu la profondeur des piscines, ces précautions étaient indispensables pour que l'instrument accusât facilement les variations de température de chaque couche, indépendamment de celles des couches voisines. Si l'on prend la température des nappes supérieures et celle des nappes inférieures, la première devant toujours être moindre que la seconde, on conçoit que le haut du corps ne peut être exposé à subir une chaleur plus élevée que le reste.

Grâce à l'emploi de cet instrument et à l'organisation si ingénieuse des piscines des Thermes, nous avons sans danger poursuivi sur des sujets sains et sur des

rhumatisants cardiopathes l'application des hautes
températures. Avant d'y recourir chez ces derniers,
nos expériences nous ont démontré scientifiquement
la possibilité de leur emploi.

La suivante en est la preuve physiologique et l'observation d'un sujet rhumatisant atteint d'insuffisance
aortique et soigné avec avantage aux Thermes pendant quatre années consécutives, que nous avons eu
la bonne fortune de présenter à la Société de Médecine
de Bordeaux, en sera, nous l'espérons du moins, un
exemple clinique digne d'attirer l'attention.

Toutefois, ce seul fait ne saurait nous autoriser à
conclure ainsi s'il était isolé. Mais d'autres cardiopathes rhumatisants nous ont donné des succès analogues
et constitueront les éléments d'un travail complet sur
cet important sujet.

EXPÉRIENCE PHYSIOLOGIQUE.

Trente-quatre ans, tempérament nerveux, constitu-
tion bonne, cœur sain, plongé dans la piscine à boue
n° 5 (côté des hommes), à dix heures du matin. Immédiatement auparavant, température du corps prise avec
soin sous la langue, 37°2; pouls régulier, assez résistant,
68 pulsations. Le tracé sphygmographique ci-dessous est
recueilli :

Une minute avant le bain de boue.

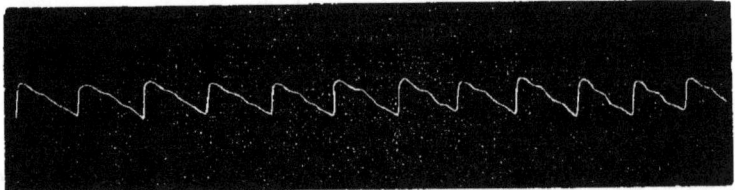

Température buccale, 37°2; pouls, 68.

Immersion rapide de tout le corps dans un grand bain
de boue minérale sulfurée, dont la température est à

36°5 à la surface et 44° au fond. Durée du bain, quinze minutes. Les tracés suivants sont recueillis :

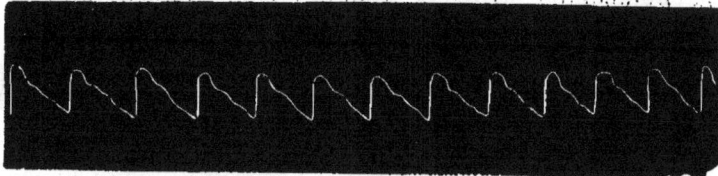

Après deux minutes, température, 37°3; pouls, 74. Abaissement léger de la tension artérielle.

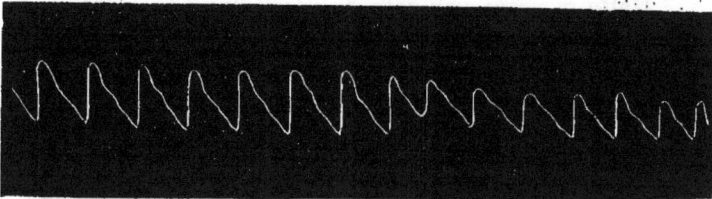

Après dix minutes, température, 37°6; pouls, 80.

Abaissement accentué de la tension artérielle. Pouls plein. Sensation de chaleur à la périphérie, surtout à la portion inférieure du corps. Tête parfaitement libre. Respiration régulière sans précipitation.

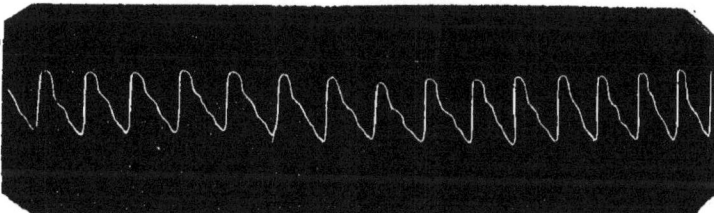

Après quinze minutes, température, 37°8; pouls, 84.

La tension artérielle reste abaissée notablement, la vitesse du pouls n'a pas augmenté et la température du corps accuse une légère élévation (0°6), au-dessus de la normale notée avant le bain. Circulation capillaire développée, tête libre, tolérance bien établie malgré la température excessive de 44° au fond de la piscine.

Nous attribuons volontiers cet effet physiologique régulier à la température décroissante de la masse boueuse de bas en haut et à la pression mécanique qu'elle exerce à la périphérie du corps, en raison de sa consistance et de sa densité bien supérieure à celle de l'eau.

Le sujet sort du bain de boue et se plonge dans un bain laveur rempli d'eau minérale à la température de 36°. Un pareil bain donne toujours une légère impression de froid toute relative. Cette impression ne se produit pas immédiatement, comme cela est de règle, par un relèvement de la tension artérielle.

Celle-ci reste abaissée pendant les premières minutes ainsi que le prouve le tracé suivant. Cet effet est dû peut-être aux mouvements effectués pour émerger de la boue et se plonger dans le bain.

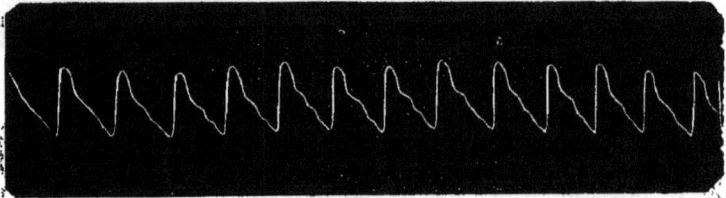

Après trois minutes dans le bain laveur, température, 37°6; pouls, 74.

Mais déjà l'action du froid ou plutôt celle *d'une différence* entre deux températures élevées se fait sentir et se traduit par un abaissement sensible dans la température du corps et dans la vitesse du cœur. En effet, au moment de sortir du bain de boue, il y avait : température, 37°8; pouls, 84. Dans le bain laveur, après trois minutes, nous trouvons : température, 37°6, différence en moins, 0°2; pouls, 76, différence en moins, 8 pulsations. L'action du refroidissement sur le pouls est proportionnellement plus manifeste que sur la température du corps, ainsi que cela a été observé dans les expériences sur le froid et sur la chaleur faites par le Dr Paul Delmas [1].

(1) *Expériences physiologiques sur le froid et la chaleur*. Paris, 1878 1882. Germer-Baillière, éditeur. — *Manuel d'Hydrothérapie*. Paris, 1885. O. Doin, éditeur.

Mais bientôt la tension obéit comme lorsqu'on a recours d'emblée aux basses températures. Elle se relève; les deux tracés ci-dessous le démontrent et le pouls suit régulièrement ce mouvement physiologique.

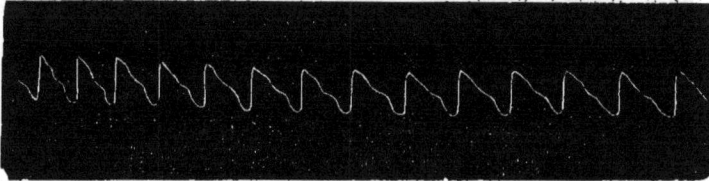

Après huit minutes, température, 37°3; pouls, 76.

Ce dernier tracé pris, le sujet sort du bain; il est essuyé, frictionné; il s'habille rapidement et nous relevons de nouveau son pouls, sa température et sa tension artérielle quinze minutes après:

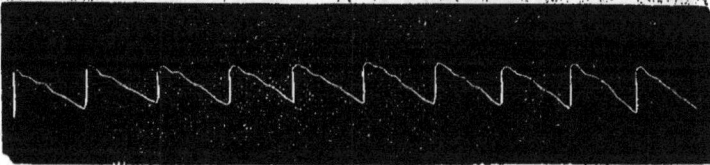

Quinze minutes après le bain laveur, température, 37°3; pouls, 68.

La tension a de nouveau légèrement fléchi à la suite des mouvements effectués par le sujet, ainsi que la température du corps, et le pouls a encore perdu de sa vitesse, ainsi que le démontre le tracé ci-dessous:

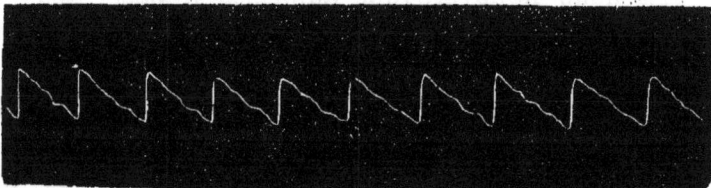

Après vingt minutes, température, 37°2; pouls, 66.

Un dernier tracé, pris deux heures après le bain laveur, donne l'état physiologique suivant:

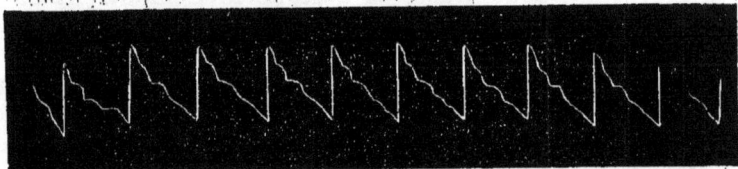

Après deux heures, température, 37°2; pouls, 68.

Rapproché du tracé pris immédiatement avant l'immersion dans le bain de boue, que nous reproduisons ci-dessous :

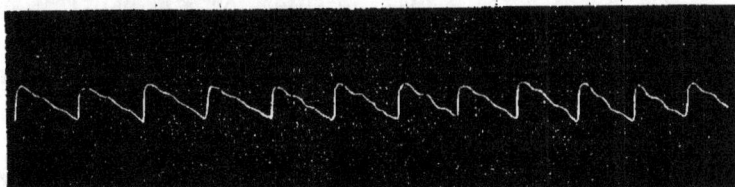

Avant le bain de boue, température, 37°2; pouls, 68.

Nous pouvons affirmer que la tension artérielle reste considérablement abaissée après un bain de boue suivi d'un bain laveur, tandis que la vitesse du pouls et la température du corps *reviennent à leur point initial*. Ces résultats généraux, que nous ne faisons qu'esquisser légèrement ici, ont été notés dans d'autres expériences analogues faites soit sur nous-même, soit sur des sujets de tout âge, avec le concours de notre confrère, le Dr Albert Larauza.

Et nous nous croyons autorisés à poser les conclusions suivantes :

1° Le bain de boue, malgré sa haute température, est bien différent dans ses effets et ses conséquences de ceux du bain d'eau chaude, car il permet une tolérance calorique beaucoup plus considérable. Celui-ci, centralisé surtout sur le cercle inférieur, laisse les régions supérieures et la tête parfaitement libres;

2° Manié avec soin et dans des piscines spéciale-
ment disposées dans ce but, il est parfaitement toléré
par le cœur; il lui procure un repos *relatif* en abais-
sant la tension artérielle *sans précipiter ses mouvements*, et il imprime une impulsion énergique et
salutaire à tous les actes de la nutrition générale.

D'où son emploi rationnel chez les cardiopathes
rhumatisants, ainsi que nous nous proposons de le
démontrer.

II

Du bain de boues chez certains cardiopathes rhumatisants,

La question de l'application d'un traitement thermal
aux cardialgiques est à l'ordre du jour; deux médecins
de Bagnols (Lozère), MM. les Drs Dufresne de Chas-
saigne (1877) et Coulomb (1883-85), le Dr Blanc (d'Aix)
(1886) ont établi, *sous certaines réserves*, l'innocuité
pour ces malades des méthodes suivies dans leurs stations respectives.

La caractéristique clinique de la station de Dax est
sans contredit la maladie rhumatismale — cette expres-
sion prise dans son sens le plus général. — La coexis-
tence d'une lésion cardiaque avec des symptômes de
rhumatisme simple ou goutteux est, sinon la règle, du
moins l'exception commune. De sorte que la question
se pose souvent, dans notre station, de savoir s'il faut
ou non agir chez un cardiopathe rhumatisant. Parfois
l'affection cardiaque est obscure, mal définie, à peine
soupçonnée ou reléguée au second plan, en raison de
l'intensité de l'état rhumatismal. D'autres fois, elle est
très manifeste et elle offre une gravité, prochaine ou
éloignée, réclamant la plus grande attention.

Telles sont les données principales d'un problème,
parfois redoutable et toujours sérieux s'imposant à

notre examen ; mais, vu la nature toute particulière de l'agent végéto-minéral utilisé à Dax et le mode d'emploi original de son hyperthermalité, les cardiopathes trouvent dans notre station des conditions de sécurité telles, que nous n'avons pas hésité à suivre l'exemple de nos devanciers, rappelé plus haut, dans une thérapeutique hardie, sinon téméraire. Les résultats obtenus chez nos malades et l'exemple que nous avons la bonne fortune de pouvoir soumettre aujourd'hui à l'appréciation éclairée de nos collègues de la Société de Médecine et de Chirurgie de Bordeaux semblent bien justifier cette pratique déjà suivie à Bagnols et à Aix, dans des conditions balnéaires moins favorables.

Avant de vous présenter le malade et de vous relater son observation, il nous paraît utile de vous donner quelques explications sur les procédés balnéaires et leurs agents, boues et eaux minérales, employés en pareil cas.

Les *boues végéto-minérales* de la station de Dax constituent un magma, ayant la consistance d'une pommade de couleur gris-noirâtre, composé d'un substratum fondamental argileux fourni par les limons adouriens, dans lequel viennent se condenser les principes minéraux des eaux sulfatées calciques ; à ces éléments viennent s'ajouter les organismes confervoïdes qui se produisent ici comme à Néris et dans les stations similaires.

Peu conductibles, elles s'échauffent difficilement, mais elles se refroidissent aussi très lentement à cause de leur grande capacité calorifique, de là l'urgence de règlementer scientifiquement l'utilisation de ce topique hyperthermal.

Aussi, rompant avec l'empirisme insouciant des siècles passés, les Drs Delmas et Larauza, fondateurs des Thermes, imaginèrent-ils des piscines à boues, dont le chauffage par l'eau minérale à 60° fut réglé de façon à mettre le patient à l'abri de tout danger (¹). Ce qui n'avait été jusqu'alors qu'un remède presque légendaire devint ainsi un agent thérapeutique *maniable*, indépendant de la brutalité des forces naturelles.

Voici un schéma géométrique qui représente imparfaitement les dispositions particulières des piscines :

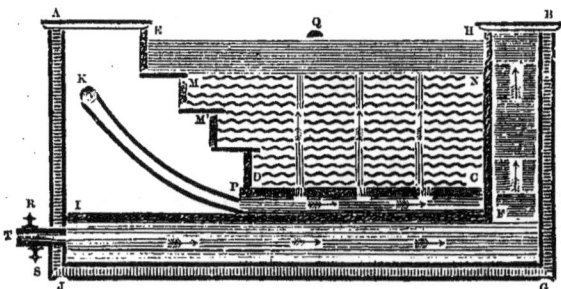

Rectangle A B J G, encastrement de la piscine dans le sol de la cabine.
Rectangle E D C H, coupe de la piscine en ciment dans laquelle le malade entre à l'aide des marches M M', qui lui permettent de s'enfoncer doucement dans la boue.
E H Niveau de l'eau.
M N Niveau de la boue.
M N D C Masse boueuse.
D C Plancher percé de trous sur lequel repose la boue.

L'espace laissé libre entre les deux rectangles représente la coupe du manchon enveloppant la baignoire et dans lequel circule l'eau minérale arrivant par le tube T. Elle passe d'abord sous la paroi inférieure I F de la baignoire, puis sous les quatre faces latérales, et enfin, à l'aide du tuyau K P, noyé dans le ciment des marches, elle vient sourdre à travers les sept ou huit orifices percés dans le double fonds en bois D C. Sous l'influence de la pression initiale, elle remonte à

(¹) La disposition primitive des piscines adoptée en 1870 a été modifiée en 1875 par MM. Delmas, Larauza et Sanguinet, et enfin en 1883 par MM. Delmas et Barthe de Sandfort ; ces perfectionnements continus témoignent des soins incessants apportés au fonctionnement de cet admirable ensemble balnéaire, en même temps que de l'importance toujours croissante des Thermes.

travers la boue pour venir se répandre en nappe à la surface et sortir par le déversoir Q. Il est évident que la température de celle-ci est inférieure à la température de la boue au fond. Le malade est donc dans un bain à température décroissante de bas en haut.

Le robinet R est un robinet de réglage mécanique du débit de l'eau dans chaque piscine par rapport à la conduite générale, de façon à ce que la circulation continue de l'eau à travers la boue soit telle que celle-ci ne puisse jamais atteindre une température supérieure à 45°.

Le robinet S permet d'arrêter ou de diminuer pendant le bain le courant thermo-minéral de façon à ce que le malade ne soit pas exposé à voir monter la température de la nappe liquide supérieure. On comprend aisément qu'en fermant longtemps à l'avance le robinet S, ou en refroidissant en y envoyant de l'eau froide la nappe liquide, on peut arriver facilement à ne donner à celle-ci qu'une température inférieure de plusieurs degrés à celle du reste du bain : 27°, 28°, par exemple, tandis que les diverses couches allant de haut en bas, auront 36°, 38°, 40° et 42°.

Ces faits sont vérifiés chaque jour par le médecin et par le patient qui a le thermomètre plongeur sous les yeux pendant toute la durée de l'opération.

De cette description, il est maintenant facile de déduire le mode de fonctionnement physiologique et thérapeutique qui peut se résumer en quelques mots :

1° Le corps étant plongé dans des couches dont la température s'élève progressivement de haut en bas, l'hyperhémie momentanée des parties inférieures *met les centres supérieurs à l'abri de toute congestion.*

Par suite, contrairement à une croyance trop généralement acceptée, il y aurait à redouter une tendance à l'anémie plutôt qu'à l'hyperhémie des centres nerveux.

2º L'appel énergique du sang à la périphérie, persistant même longtemps après le bain, *doit décongestionner les organes profonds.*

3º La rupture d'équilibre entre les parties supérieures et inférieures du corps ne peut s'opérer brutalement ; elle est même lente à s'établir, ce qui s'explique par le mélange que les mouvements du malade provoquent dans des couches voisines, au fur et à mesure qu'il s'enfonce ou qu'il se remue dans le bain ; de telle sorte que si la boue, au fond même de la piscine, garde sa température de 42º par exemple, peu à peu les couches moyennes, qui possédaient 39º par exemple, se mélangeant avec celles de dessus et avec l'eau qui n'est qu'à 36º, finissent par perdre un degré ou un degré et demi, tandis que les plus superficielles, qui n'avaient que 36º, s'élèvent insensiblement à 37º.

D'après ce que nous savons de la *capacité calorifique des boues,* on conçoit que ces modifications dans les températures s'opèrent avec une lenteur qui se rapproche beaucoup de la lenteur avec laquelle la nature procède elle-même dans toutes ses évolutions.

Voilà pourquoi le malade n'est nullement incommodé, tandis que se produit la dilatation de tout le système circulatoire périphérique entraînant comme conséquences la *diaphorèse ultérieure,* et, par elle, *l'élimination de certains éléments nocifs du sang (diathèses...);* et la *décharge momentanée de l'organe central* de la circulation qui rencontre une résistance beaucoup moins grande pour lancer l'ondée sanguine *(cardialgiques).*

Il serait superflu d'insister davantage sur ces indications sommaires dont les déductions pratiques sont si aisées à tirer. Si les avis peuvent être partagés quand il s'agit d'appliquer aux rhumatisants, plus ou moins sujets à caution au point de vue de l'intégrité du cœur, la médication thermale ordinaire, l'hésitation doit s'arrêter devant la comparaison entre un *bain liquide* dont il est impossible d'empêcher l'uniformité de température dans sa totalité, et le *bain de boues*, c'est à dire d'un mélange dont les couches superposées peuvent conserver des températures différentes, pendant presque toute la durée du bain, et qui n'arrivent à une certaine calorification des couches supérieures que *lentement,* progressivement, sans secousse pour l'organisme qui s'accoutume peu à peu lui-même à ces transformations successives du milieu dans lequel il baigne.

Ce qui prouve d'une façon péremptoire cet aphorisme, ce sont les écarts très légers dans la température buccale, qui de 36°5, à l'entrée dans le bain, s'élève, à la sortie, à 37°3, pour redescendre ensuite assez rapidement (en 50 minutes environ) à la température initiale.

OBSERVATION.

M. G..., dix-neuf ans, d'Aubeterre (Charente), envoyé à Dax par le Dr Lurin. Il est atteint de rhumatisme musculaire et articulaire accompagné d'insuffisance aortique et d'un léger rétrécissement aortique.

Antécédents. — Dans ses antécédents, nous trouvons une fièvre typhoïde vers douze ans, n'ayant laissé aucune trace, apparente du moins. Le grand-père maternel est un rhumatisant goutteux. Le père est mort en 1870 de la variole. La mère est d'une bonne santé, mais présente depuis quelques années des douleurs rhumatismales.

Élevé au Lycée d'Angoulême, M. G... a ressenti les premières douleurs rhumatismales vers l'âge de quinze ans. Il accuse comme cause occasionnelle le séjour prolongé pendant toute l'année dans une salle humide et près d'un mur contre lequel il avait la mauvaise habitude de s'appuyer pendant longtemps; de là, des douleurs lombaires qui s'accrurent assez rapidement.

Début. — Deux ans après, il se produisit une véritable crise rhumatismale entraînant l'alitement pendant plusieurs jours. L'année suivante, c'est à dire en 1883, nouvelles manifestations de la diathèse, qui s'accentue de plus en plus, se localisant principalement dans la région lombaire, les épaules et les genoux et c'est alors que, pour la première fois, le médecin traitant, prescrivit de la digitale.

L'hiver de 1882 à 1883 fut marqué par des manifestations plus aiguës et si rapprochées les unes des autres que l'on peut considérer cette période de quatre mois environ comme une seule et même crise rhumatismale continue pendant laquelle la digitale fut encore souvent administrée et le malade dit se rappeler que le médecin l'auscultait souvent. C'est alors que M. G... est envoyé aux Thermes de Dax.

Première saison (Juin 1883).

Tempérament nervoso-bilieux. État général assez précaire; profondément déprimé et découragé, il déclare avoir perdu depuis l'été dernier plus de 5 kilos. Les articulations des genoux, qui ont été rouges et enflées, présentent encore des frottements rudes. Les épaules et les coudes sont douloureux, mais sans impotence fonctionnelle absolue. Raideur et douleur dans les mouvements un peu étendus; marche possible, mais peu prolongée parce que, d'une part, les articulations deviennent raides et douloureuses et, d'autre part, il se produit rapidement de l'essoufflement dû à l'état du cœur; le malade monte les escaliers, mais il ressent des palpitations fréquentes.

État du cœur. — La percussion de la région précordiale révèle de l'hypertrophie du cœur; la pointe bat avec force entre les sixième et septième espaces intercostaux; pouls assez régulier, à 72 (pouls de Corrigan); à la base, souffle diastolique très fort, s'étendant dans les gros vaisseaux sans rudesse; second bruit systolique beaucoup moins sensible que le précédent; souffle carotidien très marqué; léger bruit de souffle dans la jugulaire; les battements artériels sont très visibles à la région cervicale.

Dans ces conditions, nous instituons un traitement thermal très modéré.

Bain minéral, 36°-37°, vingt minutes. Douches minérales 34°, en jet brisé, de une à trois minutes. Grande piscine de natation à 31°; cinq minutes, suivie d'affusion avec arrosoir à 28°.

Ce traitement ayant été bien supporté pendant quelques jours, nous prescrivons des applications locales de boues et douches locales fraîches sur les articulations prises; des douches de vapeur térébenthinées à jour passé. Sous l'influence de ce traitement, le malade recouvre rapidement ses forces; les douleurs, réveillées pendant les premiers jours, disparaissent complètement. L'appétit est augmenté et les promenades peuvent être prolongées, l'essoufflement arrivant plus lentement.

Au moment du départ, on constate que le bruit de souffle carotidien a diminué; le pouls ne s'est pas cependant modifié, mais l'état local est très sensiblement amélioré et l'état général satisfaisant.

Seconde saison (Octobre 1884).

M. G... s'est fort bien trouvé de sa première saison aux Thermes; il a eu encore quelques petites crises rhumatismales, mais bien moins longues et ne présentant plus le caractère d'acuité fébrile constaté précédemment. Il a pu, avec quelques ménagements, vaquer à ses occupations et faire des promenades assez longues. Les lésions rhumatismales articulaires se réduisent aujourd'hui à quelques frottements rudes.

État du cœur. — L'état du cœur est à peu près le même; l'hypertrophie n'a pas augmenté et le malade *affirme qu'il éprouve moins d'essoufflement, les palpitations sont moins fréquentes et durent moins longtemps.* Le souffle carotidien persiste. On a administré encore quelquefois la digitale, surtout dans ces derniers temps. Pouls moyen entre 68 et 72. L'état général est bon, les muscles sont mieux nourris, le visage est animé, mais ne présente aucun signe de congestion ni de stase san-

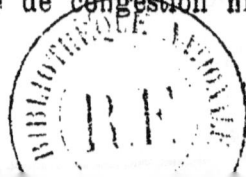

guine; la respiration est ample et régulière, jamais de
gonflements ni d'œdème.

Nous jugeons aujourd'hui le malade capable de supporter un traitement plus énergique :

Bains d'eau minérale tempérés, suivis de douches
tièdes légèrement rafraîchies vers la fin, alternant avec
des bains de boues de quinze à vingt minutes (surface, 36°, profondeur, 40°), suivis de bains laveurs
à 36°, dix minutes, additionnés de temps en temps de
trente litres d'eaux-mères. Le soir, douches tempérées.

Nous suivîmes de très près l'administration du bain
de boues et nous constatâmes que le malade n'éprouvait
jamais de gêne respiratoire; le pouls s'accélérait progressivement de 70 à 90 pulsations vers la fin de l'opération, puis il s'abaissait rapidement dans le bain tiède
consécutif (80 à 84 pulsations). La réaction avec sueurs
abondantes s'établissait ensuite sans aucune fatigue ni
symptôme congestif; après une heure de repos, l'ondée
sanguine était moins saccadée; le pouls, moins vibrant,
revenait en général à 76 ou 74 pulsations.

Nous signalons l'*association des eaux-mères au bain
laveur;* nous n'avons pas constaté de modification con-
firmée dans la circulation pendant l'opération elle-
même; mais le malade a presque toujours accusé une
tendance à la somnolence, plus marquée après le bain
salé qu'après le bain minéral ordinaire et, pendant le
reste de la journée, une légère chaleur à la peau. Ces
effets toni-sédatifs s'expliquent d'eux-mêmes.

Le malade partit après cette seconde saison dans un
état très satisfaisant; les promenades s'étaient prolongées et il pouvait suivre maintenant, sans aucune
fatigue, les personnes de sa société qui marchaient
d'un pas ordinaire. Le malade assure qu'il se sent
beaucoup plus libre du côté des voies respiratoires
et beaucoup plus fort et plus assuré dans ses mouvements.

Nous n'hésitons plus à poursuivre l'utilisation complète des moyens d'action naturels que possèdent les Thermes.

M. G... part après avoir pris dix-huit bains de boues, et quoique un peu las du traitement, il affirme se sentir beaucoup mieux qu'à son arrivée; *il respire plus librement. Les palpitations sont plus rares.*

Quatrième saison (Mai-Juin 1886).

M. G... a passé une *année entière sans venir à Dax*, il a pu se livrer en toute liberté à ses occupations de propriétaire rural, cependant comme il est toujours préoccupé des douleurs lombaires revenant par intervalles et s'irradiant dans les masses musculaires du dos, il n'a pas hésité à revenir faire une nouvelle saison.

Notre malade a aujourd'hui vingt-trois ans, sa stature, son teint, tout en lui accuse un développement normal, que la diathèse rhumatismale n'a nullement entravé. Nous pouvons en conclure : *que le traitement thermal, en enrayant la maladie, a activé le mouvement de nutrition générale, que le myocarde a sans doute bénéficié de cette modification favorable, et que l'hypertrophie résultant de l'insuffisance aortique s'est opérée sans aucun danger, de telle sorte que la compensation s'est maintenue et se maintient parfaite, ce qui assure la liberté de la circulation pulmonaire et de la circulation générale.*

Telles sont les réflexions que nous a inspirées l'examen très satisfaisant de notre malade au moment de son arrivée à Dax cette dernière fois.

Dans ces conditions nous lui avons fait reprendre d'une façon encore plus suivie les bains de boues.

Température à la surface, 36°.

Température dans la profondeur, 43°.

On administrait consécutivement une douche attiédie de 28° à 30° qui a été plusieurs fois remplacée par un bain d'eaux-mères (45 litres).

Le soir, nous avons prescrit alternativement les douches de vapeur térébenthinée avec douches fraîches consécutives (26° à 28°) et les bains salés avec douches.

Après dix-huit jours de ce traitement parfaitement supporté, *sans aucune fatigue,* j'ai été assez heureux pour pouvoir décider le jeune G... à s'arrêter à Bordeaux pour être présenté à la Société de Médecine.

État actuel. — Disparition complète des manifestations rhumatismales; nutrition générale excellente.

État du cœur. — Hypertrophie du cœur toujours maintenue dans les mêmes limites pendant quatre ans. La pointe bat avec moins de force qu'en 1884 ; les battements artériels du cou, quoique manifestes, sont moins marqués qu'alors.

Le bruit de souffle diastolique à la base est toujours très marqué, le second souffle est presque insensible. L'insuffisance aortique est absolument compensée.

Nous reproduisons, à la suite, quelques tracés sphygmographiques recueillis chez ce malade.

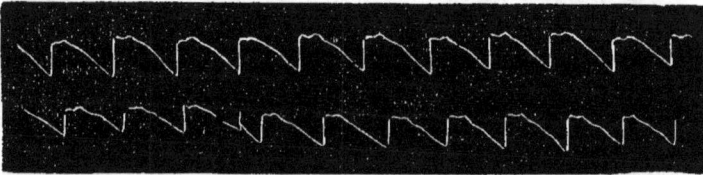

Tracé du pouls en temps moyen, le jour de l'arrivée du malade. Pouls, 68. Température, 36°4.

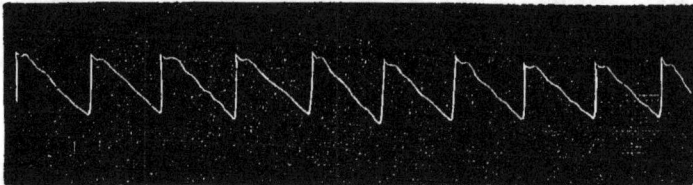

Tracé pris au moment d'entrer dans le bain. Température ambiante de la salle, 18°. Température du bain : à la surface, 36°; au fond, 42°. Température prise dans la bouche, 36°5. Pouls, 63.

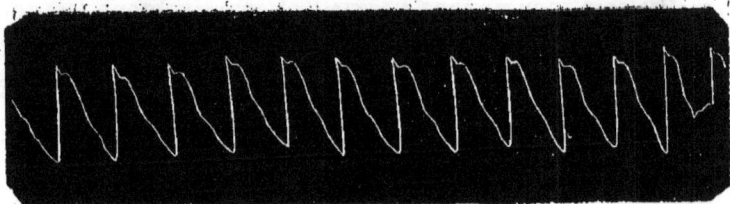

Tracé pris après un séjour de dix-huit minutes dans ce bain de boues, au moment d'en sortir. Pouls, 88. Température buccale, 37°2, soit $\frac{7}{10}$ de degré d'augmentation dans la température du corps. Respiration ample. Face ruisselante de sueur, aucun malaise. La tension artérielle a diminué, l'ondée sanguine est plus forte, la congestion périphérique soulage le cœur qui bat un peu plus vite.

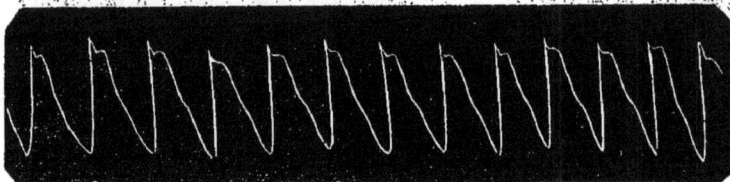

Le malade est entré dans un bain laveur (T. 36°). La dilatation générale du réseau périphérique augmente, et la température du corps baisse de $\frac{4}{10}$ de degré, bien que le pouls soit un peu plus accéléré.

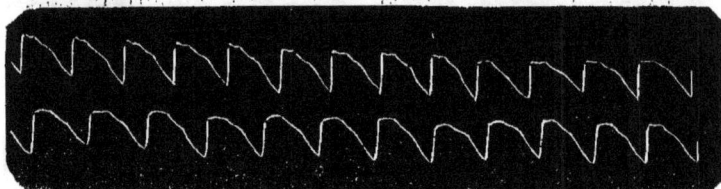

Tracé pris une heure après les deux bains, la température n'est plus que de 36°9 et le pouls, 78.

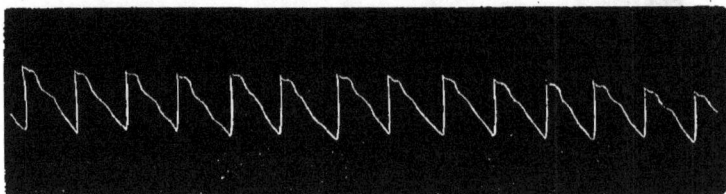

Deux heures après, le pouls se maintient un peu plus

élevé qu'avant les deux bains, la tension artérielle est un peu augmentée, la température est revenue à la normale.

Les tracés qui précèdent sont relatifs au bain de boues suivi d'un bain minéral. Nous voyons dans le suivant, pris trois heures après un bain de boues suivi de douche fraîche, que celle-ci procure une réaction plus franche et plus prolongée, la température est de $\frac{1}{10}$ plus élevée et le pouls est à 79.

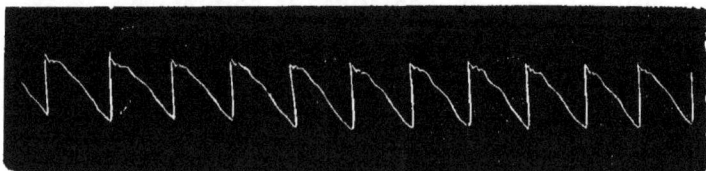

En résumé, on constate par un examen de ces tracés détachés d'une collection assez nombreuse du même genre, que la tension artérielle suit une marche décroissante, sans augmentation notable, ni durable de la vitesse du cœur; par conséquent, *diminution de travail pour cet organe, repos relatif pour lui;* la sudation abondante, si utile au point de vue de l'élément rhumatismal, sert en même temps de soupape de sûreté pour la circulation générale.

RÉFLEXIONS.

Qu'on nous pardonne d'avoir insisté peut-être un peu longuement sur l'observation de M. G..., en voici les raisons.

Parmi les cas similaires que nous avons rencontrés dans notre clinique et qui seront groupés bientôt dans un travail d'ensemble; aucun ne s'est présenté avec une netteté aussi caractéristique à tous les points de vue, *aucun n'a pu être suivi aussi longtemps.*

N'opérant pas dans un service hospitalier, nous n'avons pas toujours été assez heureux pour trouver des malades se prêtant docilement à des expériences aussi longues et aussi fatigantes.

Jamais les circonstances n'ont permis qu'un de ces malades s'arrêtât à Bordeaux et me fournît l'occasion si précieuse de faire appel à la haute expérience de mes collègues de la Société de Médecine et de Chirurgie de Bordeaux.

Nous nous croyons autorisé à tirer les conclusions suivantes de cet exposé clinique sommaire :

A. Le bain de boues représente une médication importante et UNIQUE en son genre par :

1º Sa *composition*, sa *consistance* et sa *capacité calorifique ;*

2º L'*hyperthermalité,* dont cette consistance et cette capacité calorifique expliquent l'innocuité.

B. Les dispositions particulières adoptées dans les piscines des Thermes de Dax permettent de régler exactement la température du bain suivant les indications particulières pour chaque malade, d'où résulte une extension manifeste du champ clinique par la diversité des formules thérapeutiques.

Les développements précédents, pour lesquels je réclame toute l'indulgence de mes collègues de la Société n'avaient d'autre but que d'expliquer comment le jeune G... a pu supporter facilement *pendant quatre années consécutives* un traitement extrêmement énergique ; comment les manifestations rhumatismales ont été très heureusement modifiées, sans aucune aggravation des lésions cardiaques ; comment même le malade a pu éprouver un soulagement sensible au point de vue des phénomènes respiratoires, grâce à une transformation de l'état général qui a aidé à la COMPENSATION déjà établie.

Je regrette de n'avoir pu soumettre à l'examen de

mes confrères qu'un seul des malades de cette catégorie, bien qu'une clinique de rhumatisants telle que celle de Dax nous ait permis de recueillir d'autres observations aussi intéressantes. Ainsi se trouve écartée toute idée de vous proposer un système de traitement des cardialgiques par les bains de boue, mais j'ai tenu à profiter d'une occasion fort rare pour mettre sous vos yeux un cas type parmi les entités nosologiques justiciables de notre station : *l'arthritique jeune, présentant des accidents cardiaques, mais chez lequel la compensation est bien établie et chez lequel n'existe pas d'endartérite.*

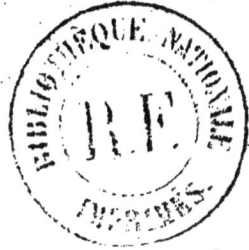

JARDIN DES THERMES

PLAN
DES
THERMES DE DAX

RIVE GAUCHE DE L'ADOUR

AVENUE DU BOULEVARD

BOULEVARD DE LA MARINE

Résidence d'Hiver et d'Été.

DAMES

PISCINES A BOUES

CAISSE ET SUDATION

BAINS MINÉRAUX

ÉLECTRISATION

GALERIES DE RÉACTION POUR

Puits a Boues

Gde SOURCE DE BASTION Tre 90 & GALERIES DE

RÉACTION POUR HOMMES

BAINS MINÉRAUX

PISCINES A BOUES

CAISSE ET SUDATION

TUNNEL

LITS A SUDATION

LITS A SUDATION

DÉSHABILLOIRS

DÉSHABILLOIRS

Puits a Boues

CANAL D'ASPIRATION DE LA Gde SOURCE

Douches

SALLE D'ATTENTE

SALLE DE DOUCHES

PISCINES A BOUES

LINGERIE

ATELIER

BASSIN DE NATATION

PULVÉRISATIONS
ET
APPLICATIONS LOCALES
DE BOUES

PISCINE DE NATATION

A   B

SCHÉMA D'UNE DES PISCINES A BOUES
DES THERMES DE DAX

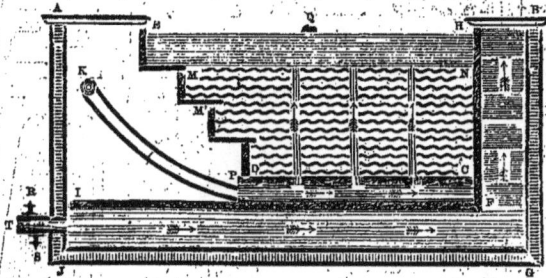

Rectangle A B J G, encastrement de la piscine dans le sol de la
    cabine.
Rectangle E D C'H, coupe de la piscine en ciment dans laquelle le
    malade entre à l'aide des marches M M', qui lui permettent de
    s'enfoncer doucement dans la boue.
E H Niveau de l'eau.
M N Niveau de la boue.
M N D C Masse boueuse.
D C Plancher percé de trous sur lequel repose la boue.